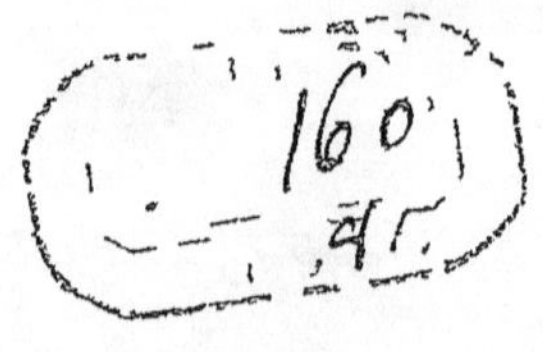

LEÇONS

SUR

LA PHTHISIE

PROFESSÉES A L'ÉCOLE DE MÉDECINE DE MARSEILLE

PAR LE Dr GIRARD

Recueillies par le Dr FALLOT, Chef de clinique

MARSEILLE

TYP. ET LITH. BARLATIER-FEISSAT PÈRE ET FILS

Rue Venture 19

—

1881

LEÇONS

SUR

LA PHTHISIE

PROFESSÉES A L'ECOLE DE MEDECINE DE MARSEILLE

PAR LE Dr GIRARD

Recueillies par le Dr FALLOT, Chef de clinique

MARSEILLE

TYP. ET LITH. BARLATIER-FEISSAT PÈRE ET FILS

Rue Venture, 19

—

1881

LEÇONS

SUR LA PHTHISIE

PROFESSÉES A L'ECOLE DE MEDECINE DE MARSEILLE

I

La phthisie pulmonaire est une des maladies que nous sommes le plus souvent appeles a traiter dans le cours de notre carriere medicale Il suffit, pour s'en convaincre, de jeter un coup d'œil autour de nous, sur 24 malades places dans notre salle d'hommes, 6 sont manifestement tuberculeux, sur 12 femmes, 4 le sont egalement, sur 644 decès constates a Marseille en decembre 1876, 84 sont attribues a la phthisie, et parmi les autres, un certain nombre doit lui être rapporte Il en est de même a Paris, a Londres et dans toutes les grandes agglomerations C'est la une maladie banale que l'on n'aura que trop souvent l'occasion de rencontrer Il est donc important de savoir la reconnaitre, surtout a son debut car si le medecin peut quelque chose contre elle, c'est quand elle en est seulement a sa periode initiale, alors que l'economie tout entiere n'en a pas encore eprouve les funestes consequences Le but de ces leçons est de vous familiariser avec les symptômes qui viennent les premiers en reveler l'existence, et de vous indiquer les divers procedes therapeutiques les plus propres, sinon a arrêter, du moins à en retarder le developpement.

Vous savez comme moi ce qu'on doit entendre par le mot phthisie ; c'est une maladie caracterisee anatomiquement par la presence dans le poumon de petites tumeurs isolees ou agglomerees, qu'on designe sous le nom de tubercules Ces tumeurs se presentent sous la forme de petits grains, a demi transparents, analogues pour la forme et la consistance a des grains de semoule mal cuits, tel est du moins le tubercule dans la premiere periode de son existence, le tubercule a l etat de crudite Cette production pathologique, constante au debut, ne peut souvent plus etre retrouvee a une periode plus avancee de l'affection, car, en se developpant, elle change complètement d'aspect ces grains deviennent jaunatres, ils se ramollissent dans leur partie centrale, tandis que leur partie peripherique envahit graduellement les tissus environnants Des zones etendues de poumon sont ainsi detruites avec une rapidite variable, et remplacees par ces grandes cavites que l on designe sous le nom d excavations tuberculeuses ou de cavernes C est dans cette periode ultime que l'on voit survenir une expectoration abondante, constituee par des matieres purulentes, de la fievre, un amaigrissement presque caracteristique, etc , la phthisie est alors reconnaissable pour tout le monde, et les personnes même les plus etrangères à la medecine ne s'y trompent guère, mais alors aussi l intervention medicale est desormais d'une impuissance absolue, et rien ne saurait plus retarder la terminaison fatale de la maladie C'est donc seulement au debut, quand les tubercules sont encore a l'etat de crudite, qu ils sont rares et dissemines, que le praticien peut avoir l esperance d apporter quelque retard à leur developpement Mais a quels signes reconnaitre les tubercules encore a leur debut ? Vous serez conduits a les soupçonner par des considerations d un ordre particulier, mais l existence de certains signes que je me propose d etudier avec vous, vous permettra seule d en affirmer l existence

Souvent on sera appele a rechercher quel est l etat du poumon, tel que nous le revelent l'auscultation et la percussion, par un ensemble de caracteres qui constituent ce que l on pourrait appeler de veritables presomptions Celles-ci se tirent des antecedents pathologiqnes du sujet, des maladies existant dans sa famille, des conditions dans lesquelles il a vecu Je ne parle pas d'un aspect tout particulier de la physionomie, plus facile à reconnaître qu'à décrire : il résulte d'une sorte d'élargissement des os malaires, d'une coloration plus rouge que normalement des téguments qui les recouvrent. En même temps le nez est busqué, les dents sont longues. Ces simples caractères doivent plus d'une fois conduire le médecin expérimenté à pratiquer une exploration attentive et sérieuse de la poitrine alors même qu'il n'existerait aucun symptôme de nature à faire croire qu'elle est atteinte. L'hérédité joue un rôle d'une importance extrême dans le développement de la phthisie. J'ai vu des familles entières enlevées par cette terrible affection, une dame meurt phthisique en laissant sept enfants, dans le court espace de deux ans, ces sept enfants disparaissent sous le coup de la tuberculisation pulmonaire. On dirait que l'hérédité provenant de la mère est plus certaine que celle qui provient du père. J'ai été pendant longtemps le médecin d'un établissement de bienfaisance consacré à des jeunes filles orphelines, presque toutes proviennent de pères et mères morts de phthisie, aussi la mortalité par cette maladie est elle considérable dans cet établissement. Toutes les causes qui débilitent profondément l'organisme, toutes les diathèses, les cachexies, le cancer, la scrofule, la syphilis, la glycosurie, l'albuminurie peuvent retentir sur les enfants issus d'une semblable origine et engendrer chez eux la tuberculisation. La consanguinité dans les mariages amène l'affaiblissement de la race et dispose ainsi à cette affection. L'allaitement par une nourrice phthisique peut avoir une influence analogue. J'ai donné mes soins à une famille dans laquelle le mari et la femme jouissaient d'une exubérante santé et sont morts très âgés, aucune maladie héréditaire n'existait chez leurs ascendants ou leurs collatéraux, trois enfants naissaient de ce père et de cette mère, deux filles et un fils, les filles furent allaitées par la même nourrice à deux années d'intervalle, quelque temps après cette femme mourait phthisique, à l'âge de la puberté, les deux jeunes filles succombaient à la même maladie. Seul, le fils, qu'une autre nourrice avait allaité, a survécu, il n'a succombé que bien longtemps après à une toute autre affection. J'ai vu un enfant appartenant à une famille saine confiée à une nourrice qui fut, pendant l'allaitement, emportée par une phthisie galopante, six années après, l'enfant succombait dans le dernier degré du marasme, avec les ganglions bronchiques et mésentériques engorgés

Il me serait facile de multiplier les faits de cette nature, car une carrière déjà longue m'en a fourni de nombreux exemples, mais ceux-ci suffiront, je l'espère, à vous faire comprendre l'importance qu'il y a à s'enquérir avec attention des antécédents, surtout quand l'affection est encore à son début, c'est-à-dire, alors que l'hygiène et des soins bien entendus, peuvent encore quelque chose

Je vous ai dit qu'il fallait encore examiner les conditions dans lesquelles l'individu lui-même avait vécu Toutes les causes déprimantes concourent puissamment au développement des tubercules Ainsi, une femme allaite à plusieurs reprises et pendant trop longtemps, et devient phthisique par ce seul fait Il en est de même chez certaines espèces animales, chez les vaches, par exemple, dans les grandes villes, la spéculation prolonge outre mesure la lactation, aussi, a-t-on noté que presque toutes succombent à la phthisie, au bout d'un temps variable Une habitation insalubre, mal aérée une nourriture insuffisante prédisposent à cette maladie Un médecin anglais prend douze lapins d'une même portée, il en laisse six vivre à l'air libre, au milieu d'une nourriture abondante, les six autres sont placés dans une cave humide, obscure, ils ne reçoivent qu'une alimentation insuffisante et de mauvaise qualité; quelques mois après ces animaux sont tous sacrifiés et l'on trouve les poumons criblés de tubercules chez les six derniers, au contraire parfaitement sains chez les six premiers Baudelocque pensait que l'état lymphatique de beaucoup d'enfants de boutiquiers de Paris dépendait de ce qu'ils passent les premières années de leur vie dans des entresols obscurs et mal aérés Des excès alcooliques ou génésiques, surtout à l'âge où le corps se développe, ont une action analogue, il en est de même du passage d'un climat chaud à un climat froid ou même tempéré, surtout pour certaines races; les nègres comme les singes transportés en Europe périssent presque tous de phthisie pulmonaire

Telles sont les causes inhérentes à l'individu, qui peuvent faire penser a l'existence de la phthisie et doivent imposer au medecin l'obligation d'être plus attentif dans la recherche de ses signes indicateurs Outre ces causes, il en est une autre qui, apres avoir ete successivement admise et complètement niee, tend aujourd'hui a reprendre faveur, je veux parler de la contagion, celle-ci etait autrefois acceptee sans conteste, medecins et gens du monde professaient cette opinion, et elle etait si absolue, qu'on detruisait les ustensiles qui avaient servi a l'alimentation du malade, qu'on brulait ses vêtements et les objets de literie dans lesquels il avait couche ; dans certaines localites on allait jusqu'à enlever les tapisseries de la chambre qu'il avait habitee, a blanchir murailles et plafonds, comme on le fait encore aujourd'hui, dans une ecurie qui a renferme un cheval atteint de la morve La phthisie etait regardee comme si essentiellement contagieuse qu'on admettait sans critique qu'un abbe, ayant l'habitude de jouer tous les soirs au piquet avec une dame atteinte de cette affection, avait pu en contracter le germe par le seul contact des mains et peut-etre des genoux Quand l'anatomie pathologique et l'auscultation eurent revele la veritable nature de cette maladie, ces idees furent abandonnees comme completement denuees de fondement serieux C'est qu'en même temps, un vent anti-contagioniste soufflait sur la science, et l'on vit à une credulite exageree, mais au moins innocente, succeder une incredulite plus grande encore et a coup sur plus funeste dans ses resultats, Toutes ces graves maladies, peste, cholera, fievre jaune, typhus, etc, n'etaient plus transmissibles, et, croire le contraire, c'etait se ranger soi-même parmi les esprits retrogrades et fermer volontairement les yeux aux progrès de la science Mais aujourd'hui que l'observation moderne est venue éclairer d'un nouveau jour ces questions si importantes, on ne rejette plus d'une façon aussi absolue la transmissibilite de la phthisie, et si l'on veut mettre en doute les resultats des experiences d'inoculation faites par le docteur Villemin, la clinique est venue apporter un grand nombre de faits militant en faveur de cette manière de voir Il n'est pas un praticien qui n'ait eu l'occasion d'en observer, et, pour ma part, j'ai pu en constater un certain nombre qui n'ont laissé aucun doute dans mon esprit, le fait de la cohabitation avec un individu malade, constituera une présomption de plus, et devra faire rechercher, avec plus de soin, les signes de la phthisie.

Quand les causes que je viens de vous énumérer ont pu faire présumer l'existence de la phthisie, il s'agit de s'assurer de sa réalité, grâce aux signes que révèlent au médecin la percussion et l'auscultation. Je vous ai dit que je ne vous entretiendrai que des symptomes du début, car à une période avancée, rien n'est facile comme la constatation de cette maladie; c'est donc l'étude de ces phénomènes initiaux que nous allons exclusivement entreprendre. Dans un grand nombre de cas ces symptômes ont leur siège dans les organes respiratoires. C'est surtout une toux sèche, qui parfois ne disparaît plus une fois qu'elle est apparue, qui d'autre fois affecte une marche intermitente, se dissipant pendant la saison chaude ou sous l'influence d'une médication appropriée. Cette toux s'accompagne d'ordinaire d'une oppression marquée, d'une expectoration d'un liquide clair et filant, semblable à de la salive battue. Souvent il y a déjà un léger degré d'amaigrissement, des sueurs nocturnes, quelquefois abondantes et persistantes, une perte de forces qui étonne le malade et n'est nullement en rapport avec la simple bronchite dont le sujet paraît atteint. Le pouls est généralement normal, quelquefois légèrement fréquent, surtout vers le soir, le malade accuse une grande sensibilité au froid. Si alors on pratique la percussion au-dessous des clavicules, on constate, entre les deux côtes, une légère différence de son; le plus souvent, on ne la perçoit bien qu'en percutant des deux côtés comparativement, avec attention et à plusieurs reprises. Cette diminution de sonorité s'accompagne presque toujours d'une diminution de l'élasticité normale. Pour saisir ce signe, il faut appliquer exactement le plessimètre ou le doigt indicateur contre la paroi thoracique, *de manière à ce qu'il fasse corps avec elle*, percuter ensuite à coups faibles et répétés, car une percussion trop énergique ne donne pas la sensation de faibles nuances. La percussion, pratiquée à ce niveau, donne des résultats bien plus nets et plus exacts qu'en arrière, dans la fosse sus épineuse dans cette région, en effet, le poumon est profondément placé sous d'épaisses masses musculaires. Si maintenant on applique l'oreille au niveau de la fosse sus-épineuse et qu'on percute en même temps la clavicule ou les premières pièces du sternum on constate que la vibration métallique, qui se fait entendre à l'état normal est diminuée, c'est là un caractère sur lequel le docteur Gueneau de Mussy a tout récemment attiré l'attention des cliniciens. Ce signe quand il existe, permet de reconnaître l'existence d'un engorgement, soit des ganglions bronchiques, soit du tissu pulmonaire lui-même, et dans plusieurs circonstances j'ai pu en constater la valeur.

Si on applique l'oreille sur le point où la percussion a révélé la diminution de la sonorité, on trouve le murmure vésiculaire affaibli d'une manière plus ou moins notable. Cet affaiblissement s'accompagne souvent d'une exagération des bruits respiratoires du côté opposé, et celle-ci peut même parfois se produire tout à l'entour du point où le murmure vésiculaire est obscur : elle est le résultat d'un véritable emphysème compensateur. Aussi, toute exagération du murmure vésiculaire d'un côté, doit-elle faire appréhender l'existence d'une lésion du côté opposé. Là où la respiration est obscure, les bruits du cœur sont transmis par le poumon avec plus d'énergie qu'à l'état normal. L'oreille perçoit encore une élongation de l'expiration : celle-ci, qui est à l'inspiration comme 1 est à 3, soit comme durée, soit comme intensité, atteint souvent et même dépasse la durée de l'inspiration. En même temps elle prend, ainsi que l'expiration, un caractère de rudesse, de sécheresse prononcée. Presque toujours on entend à cette période des craquements secs, tout-à-fait comparables au bruit que l'on produit en pressant près de l'oreille une éponge qui n'a point été humectée depuis quelque temps. Ces craquements sont produits par la difficulté du déplissement des vésicules pulmonaires, qui infiltrées par la matière tuberculeuse, ont perdu leur souplesse normale. Remarquez bien, en effet, que les bruits de la première période, sont toujours des bruits secs, les bruits humides appartiennent à une période beaucoup plus avancée de l'affection. Il y a ainsi une véritable gradation dans les symptômes : peu à peu, les craquements secs sont remplacés par des râles se rapprochant de plus en plus des râles crépitants et sous-crépitants ; c'est là un signe qui annonce que le tubercule se ramollit, et, à mesure que le ramollissement devient de plus en plus complet, les râles sous crépitants eux-mêmes sont remplacés par des râles muqueux. Il est bien facile de se rendre compte du mode de production de ces divers signes d'auscultation ; soufflez avec un chalumeau dans un verre rempli d'un liquide dense et homogène : l'air se divisera en bulles égales et peu volumineuses ; au contraire plus le liquide présentera une faible densité, plus les bulles seront grosses et inégales. Il convient cependant de dire que les signes humides peuvent quelquefois se rencontrer dès le début ; ils sont alors produits par une inflammation du tissu pulmonaire ambiant et peuvent se dissiper. Mais le plus souvent, au contraire, cette inflammation, développée tout à l'entour des tubercules, fait évoluer ceux-ci avec une plus grande rapidité ; aussi, en pareil cas, doit-on concevoir de graves inquiétudes relativement à la marche de la maladie.

Il est encore un autre signe que l'oreille perçoit parfois dans cette période de début. L'inspiration au lieu d'être continue est saccadée et semble se faire en plusieurs temps. Ce n'est cependant pas un phénomène morbide appartenant en propre à l'état tuberculeux. Je l'ai rencontré dans des cas où il existe depuis trop longtemps, s'accompagnant d'un état général trop satisfaisant pour qu'on puisse admettre l'existence d'une affection de cette nature ; mais il est sous la dépendance ou d'un engorgement pulmonaire, ou d'adhérences pleurales, et dans l'un comme dans l'autre cas, il mérite d'être pris en sérieuse considération.

La phthisie ne se développe pas toujours de la façon que je viens d'indiquer : son début est parfois très-insidieux et peut tromper le médecin le plus attentif. J'ai vu un malade qui éprouvait depuis longtemps des douleurs dans les épaules et la partie antérieure de la poitrine ; sa santé générale était bonne en apparence ; il avait consulté et lassé tous les médeciens de la ville, qui le considéraient comme un hypochondriaque, quand, tout-à coup, il est atteint d'une hémoptysie considérable, après quoi la fièvre s'allume, le marasme survient, et le malade succombe avec tous les signes d'une tuberculisation à marche rapide. N'est-il pas probable qu'un travail sourd, se faisant dans ses poumons, était la cause de ces douleurs névralgiques? Des faits de cette nature, sans avoir la valeur d'une démonstration, doivent rester dans la mémoire. En présence de douleurs thoraciques rebelles à tout traitement, le praticien devra surveiller avec une attention scrupuleuse l'état de la poitrine.

Parfois la phthisie débute par une hémoptysie plus ou moins considérable survenant au milieu des apparences de la plus brillante santé. Il ne faudrait cependant pas admettre que tous les individus qui crachent du sang sont fatalement tuberculeux : un de mes bons amis et anciens camarades, le distingué et regrettable docteur Marc d'Espine, de Genève, avait été atteint trois fois d'une hémoptysie abondante et cela ne l'a pas empêché de fournir une longue et utile carrière, de ne mourir que fort longtemps après d'une maladie étrangère aux organes respiratoires. Il me serait facile de multiplier les exemples de ce genre. Seulement, quand l'hémoptysie a une origine tuberculeuse le malade ne se remet pas complètement, il tousse, il maigrit, et bientôt les signes stéthoscopiques viennent révéler l'existence de lésions pulmonaires.

Dans quelques cas, la phthisie a pour point de départ une pneumonie qui, au lieu de se développer à la base, son lieu d'élection, a pour siège le sommet, en général, c'est qu'il préexistait dans cette région une épine tuberculeuse. Sans doute ce n'est pas là une loi immuable, on voit souvent des pneumonies du sommet apparaître en dehors de toute influence tuberculeuse, mais d'une façon générale, il convient d'être inquiet quand on constate chez un sujet jeune une pneumonie affectant ce siège, souvent en effet, cette maladie ne guérit pas ou guérit mal, et peu après, on voit se manifester les symptômes de la tuberculisation.

Dans d'autres cas, c'est par une pleurésie souvent latente même pour le malade, quelquefois aiguë, mais persistant alors plus qu'à l'ordinaire, que la maladie se declare En general il faut se defier de ces pleuresies à forme lente et insidieuse Un jeune homme ayant joui jusque là d'une excellente sante va consulter son medecin pour une blennorrhagie, le medecin constate qu'il est un peu oppresse, mais le malade n'y prenait pas garde, la blennorrhagie etait son seul souci Je suis appele, nous constatons un epanchement considerable, la thoracenthèse est pratiquee l'epanchement ne tarde pas a se reproduire, la fievre s'allume et quelques mois apres le malade succombait parvenu au dernier degre de la phthisie

Il ne faudrait pas cependant dans ces cas de pneumonie ou de pleuresie du sommet porter toujours un pronostic trop fatal on voit parfois la lesion se dissiper et le malade revenir à la sante Il y a quelques annees qu'une jeune fille, que je voyais avec le docteur Magail presentait une matite manifeste avec des rales au sommet gauche, il y avait une fievre intense, un amaigrissement très prononce, nous l'envoyâmes a Genève et le docteur Rillet, auquel nous l'adressâmes, ne put en la voyant s'empêcher de s'ecrier qu'on lui envoyait un cadavre Cette personne, complètement guerie, jouit aujourd'hui d'une magnifique sante et elle est devenue mere de famille Rillet lui-meme s'est trompe dans un cas ou il avait porte un pronostic fatal que le temps est venu dementir Il faut donc dans les cas de cette nature, etudier avec la plus grande attention les symptômes, les antecedents et la marche de la maladie

D'autrefois, les premiers phenomenes morbides qui se manifestent ont pour siege un organe eloigne de la poitrine, les intestins, par exemple, une diarrhee chronique, durant depuis fort longtemps, resistant a tous les agents therapeutiques, doit faire craindre l'existence de tubercules pulmonaires Je garde le souvenir d'un malade que j'ai observe a Paris, dans le service de M Louis, pendant que j'etais son interne c'etait un garçon chocolatier qui depuis 14 mois etait atteint d'une diarrhee incoercible, il y avait de l'amaigrissement, mais l'examen de la poitrine ne revelait absolument aucune lesion Ce cas semblait donc echapper a la loi qui veut que, quand des tubercules existent quelque part, il en existe aussi dans les poumons car la diarrhée de ce malade était certainement produite par des ulcérations tuberculeuses de l'intestin. Une affection intercurrente, un érysipèle qui survint entraîna la mort. L'autopsie démontra l'existence d'ulcérations tuberculeuses de l'intestin et fit voir en outre qu'une caverne de même nature se trouvait dans le poumon gauche, au niveau du creux de l'aisselle, seul point qui avait échappé à l'examen pendant la vie.

Ces faits, dont j'ai observé depuis beaucoup d'exemples, doivent rester gravés dans votre esprit, et vous porter dans des cas analogues à pousser vos recherches au-delà des symptômes apparents.

Enfin, dans quelques cas, surtout chez les jeunes sujets, la phthisie débute avec les allures d'une fièvre typhoïde. Rien ne manque pour rendre le diagnostic difficile : la fièvre, les douleurs abdominales, la diarrhée, la toux, l'affaiblissement général font pencher la balance vers l'idée de cette affection ; ce n'est que plus tard, en voyant que les symptômes ne s'amendent pas, en examinant avec attention et d'une façon réitérée l'état de la poitrine, qu'on finit par découvrir que là est le siége réel du mal. Il s'agit presque toujours alors d'une phthisie à marche rapide : la toux qui dans la fièvre typhoïde n'est qu'un épiphénomène devient le symptôme principal, la maigreur va croissant, la fièvre redouble ; il n'est pas un médecin qui n'ait observé des faits de cette nature et commis une semblable erreur, erreur qu'on pourra rectifier, parfois même éviter, en ayant présente à l'esprit la confusion si facile au début entre deux états qui cependant diffèrent si profondément l'un de l'autre.

II

Une fois l'affection tuberculeuse reconnue ou seulement soupçonnée, quel doit être le rôle du médecin, quel est le traitement à mettre en usage ? Les anciens cherchaient à guérir cette maladie à l'aide de remèdes qui, d'après leurs idées humorales sur la nature de celle-ci, fussent susceptibles d'en détruire le germe Aussi que d'agents pharmaceutiques préconisés, dont l'expérience ne tardait pas à révéler la complète inefficacité! Plus tard, quand les progrès de l'anatomie pathologique vinrent nous faire connaître la véritable nature du tubercule et les effroyables désordres qu'il produit dans les poumons, quand l'auscultation vint nous permettre de reconnaître ces désordres pendant la vie du malade, la conviction de l'inutilité de toute intervention directe s'empara de l'esprit du médecin, il se contenta d'assister en spectateur attristé aux progrès du mal, se bornant à soutenir le courage et à fortifier les espérances du malheureux confié à ses soins Aujourd'hui, sans doute, on ne saurait prétendre que la thérapeutique ait réalisé des conquêtes incontestables, mais on peut affirmer qu'un nombre considérable de faits d'amélioration certaine, même de guérison sont venus rendre la confiance aux médecins, et transformer son rôle de méditateur sur la mort, comme on l'a dit, en un rôle toujours utile et bien souvent efficace

Quelle doit donc être la conduite du clinicien en présence d'un malade tuberculeux? Il doit d'abord, par les moyens moraux, par l'autorité que lui confèrent sa science et sa profession mettre autant que possible obstacle au développement de cette maladie, il doit conseiller aux pères, quand il s'agit d'un mariage de s'enquérir avec la plus scrupuleuse attention des antécédents de santé de la famille dans laquelle va entrer son enfant, et consulter à ce sujet un homme de l'art avant le notaire ou le conservateur des hypothèques Que de pleurs et de regrets seraient épargnés si une telle règle était universellement suivie! Malheureusement elle ne l'est que d'une façon tout-à-fait exceptionnelle Le médecin doit condamner et empêcher autant qu'il est en son pouvoir les mariages consanguins souvent répétés, qui abâtardissent les races et les font promptement dégénérer Mais c'est surtout sur l'observation exacte et rigoureuse des principes de l'hygiène que le praticien devra insister tout particulièrement, sur les avantages de la vie en plein air, des exercices corporels, d'une bonne alimentation, de vêtements appropriés, c'est par ces divers moyens qu'il devra s'attacher à combattre la prédisposition à la tuberculose, et quelquefois il sera assez heureux pour réussir Je me rappelle un fait qui est resté profondément gravé dans ma mémoire, à cause de la satisfaction qu'il m'a donné Une dame jeune encore vient dans mon cabinet et me dit « J'ai perdu mon mari mort phthisique, deux de mes enfants sont morts de méningite tuberculeuse et je tremble pour celui qui me reste » En même temps elle me montrait un jeune garçon de quatre ans, pâle, amaigri, aux pommettes rouges, l'œil animé, les cheveux blonds et rares, la peau chaude, le pouls fréquent, le caractère inquiet, volontaire, l'appétit fantasque, s'enrhumant souvent presque sans cause, l'examen de la poitrine ne me révéla rien, mais cependant je ne cachai pas à cette dame combien ses inquiétudes sur l'avenir de son enfant me paraissaient justifiées, et je lui demandai ce qu'elle faisait pour combattre cet état de choses La pauvre mère l'entourait de tous les soins que sa tendresse lui inspirait et que sa fortune lui rendait faciles, l'enfant habitait Paris il vivait dans un appartement toujours maintenu à une température élevée ne sortait qu'en voiture et aux heures chaudes, ne se nourrissait que de mets préparés par un habile cuisinier et vivait, en un mot, dans de déplorables conditions hygiéniques, il arrivait d'Italie où il avait passé la saison froide. Sa mère me demanda ce que je lui conseillai de faire Ne trouvant aucune lésion caractérisée, je lui répondis que je ne voyais de ressource efficace que dans une hygiène bien entendue et dans un changement complet d'existence, je lui conseillai d'acheter une propriété dans le Midi, de trouver, si c'était possible, un fermier honnête et ayant de jeunes enfants, de lui abandonner le sien, et de s'éloigner elle-même afin que l'enfant oubliât plus facilement les douceurs de l'existence qu'il avait menée jusque là, « qu'il vive de la vie de fermier, au grand air, mangeant une nourriture saine mais peu recherchée, il ne saura, lui-dis-je, ni le grec, ni le latin, mais il vivra » La pauvre mère regarda ma proposition comme insensée elle ne vivait que pour son enfant, se séparer de lui, elle n'y consentirait jamais

Nous nous quittâmes, bien persuadé, quant à moi, qu'elle ne suivrait jamais mon conseil

Quelque temps après elle revint me voir elle avait consulté, à Paris, un autre médecin qui avait approuvé mon avis, et elle venait me dire qu'elle avait acheté une petite propriété aux environs de Grenoble et était décidée à y laisser son fils aux soins d'un fermier qui lui paraissait réunir toutes les conditions favorables. Je la félicitai chaudement sur sa courageuse détermination

Plusieurs années se passèrent, et je la vis un jour revenir dans mon cabinet, avec un beau jeune homme ayant toutes les apparences de la santé « Vous pouvez, me dit-elle, con« templer votre ouvrage » L'enfant chétif avait fait place à un vigoureux adolescent, à la peau hâlée par le soleil, à cheveux bruns, aux muscles développés « Le traitement, lui « dis-je, n'est pas fini, le fermier a terminé sa mission, il « faut maintenant trouver un homme sérieux, intelligent, « instruit, auquel vous puissiez confier votre fils, et le faire « voyager ainsi quelques années afin qu'il évite la vie « de la jeunesse dorée de Paris » Quelques années après, le hasard me le fit rencontrer à Paris, et je trouvai en lui un jeune homme sérieux et bien portant

Sans doute dans ce cas, il n'y avait pas encore de lésions caractérisées, mais les antécédents, l'origine du sujet, tout le poussait à la tuberculose, que l'hygiène et la vie en plein air avaient efficacement combattue C'est donc une médication puissante que celle qui prévient la maladie, aussi, devra-t-on proscrire rigoureusement l'éducation efféminée de l'enfance, et, surtout quand il y a prédisposition héréditaire, recommander la vie à l'air libre les exercices corporels, en un mot tout ce qui peut fortifier l'organisme, par ce procédé vous aurez quelquefois le bonheur, comme le prouve le fait précédent, de retenir une constitution débile sur la pente fatale de la phthisie

Ce n'est pas seulement dans les cas où il n'existe qu'une simple prédisposition que la vie à l'air libre est utile, elle l'est aussi dans ceux où l'on peut constater un commencement de lésions Le fait suivant en est la preuve En 1847, un jeune homme de vingt ans, d'un tempérament lymphatique né d'un père mort phthisique, vint me demander mes conseils pour une toux datant déjà de plusieurs mois, et accompagnée d'un amaigrissement rapide et considérable ; il avait des sueurs nocturnes d'une abondance extrême, des crachats opaques et sanguinolents, le pouls fréquent ; il se plaignait d'une diminution considérable des forces ; l'auscultation révélait des craquements humides nombreux sous la clavicule droite avec expiration prolongée et soufflante ; une matité prononcée existait dans toute cette même région. Les moyens thérapeutiques d'usage en pareil cas furent sans efficacité, et quand la saison fut devenue favorable je l'envoyai en Suisse ; car à cette époque où les chemins de fer n'existaient pas, où les voyages étaient plus difficiles, la Suisse était le rendez-vous général des mauvaises poitrines. Il s'installa sur une montagne élevée, vécut d'air, de lait et d'huile de foie de morue. Vers la fin de la saison il revenait me trouver ayant engraissé de 7 kilog. Le Dr Marc d'Espine, à qui je l'avais adressé, m'écrivait : « C'est là un cas rare de « guérison de l'affection tuberculeuse. » Le malade vit encore.

Même dans des cas où la maladie avait fait de grands progrès où la santé générale était profondément altérée, la vie en plein air peut amener de remarquables résultats. En 1846, je fus appelé dans un hôtel pour visiter un Anglais malade ; je le trouvai atteint d'une fièvre intense, la peau chaude, couverte de sueurs, toussant beaucoup, très-amaigri, expectorant des crachats sanglants, se plaignant d'une faiblesse extrême, sans appétit, ayant de la diarrhée. L'auscultation révélait des gargouillement intenses sous la clavicule gauche avec bronchophonie marquée ; la voix était voilée. Le malade me raconta qu'il toussait depuis longtemps ; il avait passé une partie de la saison en Suisse, s'était ensuite rendu à Alger, mais il avait rencontré un temps froid, humide, venteux ; l'ennui l'avait pris, et voyant sa maladie s'aggraver de jour en jour, il avait voulu rentrer en Europe. Il n'y avait pas alors d'administration de bateau, comme il en existe aujourd'hui ; on payait sa place au capitaine lui-même

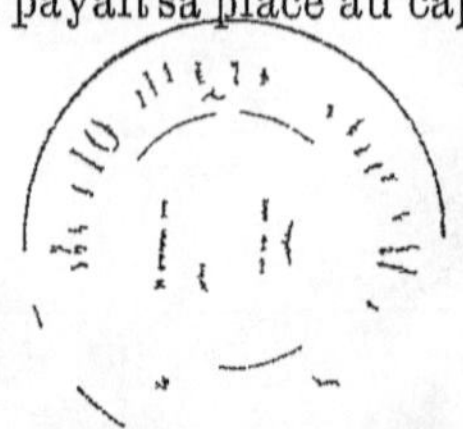

Notre Anglais fait donc porter ses bagages a bord et va trouver le capitaine pour acquitter le prix de son voyage Celui-ci voyant la mine patibulaire de son passager, lui declare nettement qu'il ne l'embarquera pas, parce qu'il mourrait en route, ce qui lui attirerait le desagrement d'une quarantaine a son arrivee, et sans ecouter les recriminations de l'Anglais, il donne l'ordre de debarquer ses bagages. L'Anglais furieux va trouver le marechal Bugeaud, gouverneur de la colonie, et lui expose le fait, le marechal lui donne, pour le capitaine, l'ordre formel de l'embarquer, celui-ci s'incline devant une semblable autorite et part avec son malade, qui arrive a Marseille dans l'etat que j'ai decrit plus haut Que faire en pareil cas? Je ne pouvais faire retourner ce malheureux a Dublin, sa ville natale, il ne voulait pas aller a Nice, Cannes et Menton n'existaient pour ainsi dire pas J'eus l'idee de lui conseiller d'aller au Caire Je lui dis « Vous louerez un « bateau, vous prendrez un cuisinier, et vous vivrez sur le « Nil, montant et descendant le fleuve » Cette idee un peu excentrique lui plut, et il partit par le premier bateau. Le jour de son depart, en lui faisant ma derniere visite je croyais bien ne plus le revoir, et cependant le mois de mai suivant il se presentait a mon cabinet j'eus tout d'abord quelque peine à le reconnaître, il n'avait plus de fièvre, avait repris de l'embonpoint, toussait peu, mais des craquements persistaient sous la clavicule, il retournait a Dublin Je lui conseillai de renouveler, au moins pendant l'hiver, le mode de traitement qui lui avait si bien reussi C'est ce qu'il fit, et au mois de mai suivant je le trouvai encore ameliore Il revint encore une troisieme fois, et sauf une legere matite et de la rudesse sous la clavicule, on aurait pu le considerer comme gueri Peu de temps apres son arrivee en Egypte, il apprend que son père est gravement malade et revient en Europe pour aller le voir. Je l'examine à son passage et trouve son etat encore plus satisfaisant Malheureusement, quelque temps après, j'apprenais par une lettre de sa sœur qu'oblige par un deraillement de passer dans la nuit plusieurs heures sur la voie, expose à la neige et au froid, il avait contracte une pneumonie qui l'avait emporte après trois jours de maladie

Dans ces cas qui paraissent desesperés, autant pour le medecin lui-même que pour les personnes etrangères à la medecine, il est evident que la vie en plein air dans un climat chaud a une influence des plus heureuses Le fait suivant vient encore en fournir la preuve Un jeune homme, employe au ministere de l'interieur et ayant jusque-la joui d'une bonne sante, en apparence du moins, alla pendant le mois de septembre chasser dans une propriete marecageuse, il ne tarda pas a être atteint d'accès de fievre revenant a heure fixe et que le medecin de la localite combattit en vain par le sulfate de quinine — J'avais omis de vous signaler, à propos des symptômes du debut, cette fievre qui, revenant periodiquement, semble être de nature paludeenne la tuberculose affecte plus d'une fois cette forme initiale mais sans parler des phenomènes d'auscultation, il y a un caractere differentiel de la plus haute importance c'est l action du sulfate de quinine, s'il demeure impuissant, ne modifiant en rien la marche ou le rhythme des accès, on peut affirmer qu'il ne s agit pas d'une fievre a quinquina, mais bien d'une manifestation symptomatique d'une lesion pulmonaire — Quoiqu'il en soit, notre jeune homme perdait ses forces, la fièvre continuait avec des redoublements marques le soir, malgre des doses enormes de sulfate de quinine La mère inquiète le ramena a Paris et fut conter son histoire au professeur Cruveilhier Celui-ci epouvante de ce qu il trouva a l'examen de la poitrine lui conseilla de partir de suite pour le Midi et lui donna une lettre pour moi Je le vis a son arrivee et je constatai un amaigrissement considerable avec fievre très prononcee, continue avec redoublement chaque soir, l'auscultation revelait du gargouillement sous la clavicule droite Des considerations particulieres lui firent choisir le sejour a Alger pendant l'hiver, je lui recommandai de vivre en plein air autant que possible, et si ses forces et le temps le lui permettaient de passer une partie de ses journees dans un bateau balance par la vague C est ce qu'il fit religieusement, et au mois de juin suivant je le vis revenir debarrasse des symptômes redoutables que j'avais constates, ayant repris de l'embonpoint et de l'appetit, mais ayant une lesion caracterisee du sommet droit Il retourna a Paris plein d'esperance, qu'a vrai dire je ne partageais pas completement, depuis je n'ai plus eu de ses nouvelles

Ces faits et plusieurs autres que je pourrais vous citer prouvent que même en presence de cas qui paraissent desesperes, il ne faut pas perdre courage, et que l'influence de l'air et de l'hygiène peuvent guerir la maladie ou tout au moins en retarder le terme fatal Il est encore un moyen tres efficace, et, bien que son origine ait ete niee par des esprits serieux et competents, il a a mes yeux une importance reelle, je veux parler de la navigation surtout dans les climats chauds

Je donnais mes soins a un jeune homme qui avait eu plusieurs hemoptysies, qui avait une fievre continue avec redoublements, amaigrissement tres prononce, rales humides abondants sous une des clavicules, Ces symptômes duraient depuis plusieurs mois et allaient en s aggravant de semaine en semaine, un jour, pendant que je le visitais, un de ses cousins, capitaine marin, lui dit Tu devrais venir a Calcutta avec moi — Vous croyez, lui dis-je, faire une plaisanterie, ce voyage pourrait lui être tres utile Le malade, esprit ferme et determine, s empara de cette idee, et se decida a partir le jour ou il se mit en route, on fut oblige de le transporter a bord sur une civiere, tant il etait faible Pendant le voyage le mieux suivit graduellement, et treize mois apres il revint a Marseille tout-a-fait meconnaissable, sauf une matite prononcee au point ou les rales avaient ete constates Pendant trois mois il alla tres bien, mais ayant repris sa vie de jeune homme, il fut peu apres repris par des hemoptysies, effraye alors de voir se reproduire les symptômes d'autrefois, toux, faiblesse, etc , il partit pour l'ile Bourbon, et cette navigation lui rendit encore la sante , la il travaillait, chassait, quand une pleuresie suite d'un refroidissement l'emporta en quelques jours — Un chirurgien de la marine me racontait que faisant a Brest un embarquement, il fut sollicite de consentir à prendre a son bord un cuisinier dont les apparences denotaient la mauvaise sante , après une longue hesitation, il finit par s'y decider, la fregate partit pour les Antilles ou elle séjourna huit mois, le malheureux cuisinier, qui était resté couché tout le temps de la traversée reprit ses forces et son travail, et sa santé paraissait revenue. La frégate reçoit l'ordre de se rendre à Terre-Neuve, là la température froide et humide rendent de nouveau notre homme malade, il revient quelque temps après aux Antilles, et l'amélioration se reproduit de nouveau, de retour à Brest, quelques mois après cet individu succombait, et l'autopsie constatait une large caverne dans les deux poumons. A l'occasion du premier fait cité, j'ai pris des renseignements sur l'influence utile de la navigation, et divers faits que j'ai recueillis et qu'il serait trop long de vous citer m'ont démontré l'utilité de la vie sur mer dans les latitudes chaudes.

Ainsi donc c'est surtout à l'hygiène, à tout ce qui peut fortifier l'organisme qu'il faut avoir la plus grande confiance et s'adresser dès l'abord. Malheureusement dans ce cas le billet de banque est de première nécessité et l'infortuné qui n'en a pas à sa disposition a beaucoup moins de chances de guérison ou d'amélioration. Il faut remarquer, à propos de l'influence de l'air marin que si un voyage en mer est utile, il n'en est pas de même de l'habitation au bord de la mer, ici, en effet, il y a des variations brusques de température qui peuvent activer rapidement certaines formes de phthisies qu'on désigne sous le nom de torpides, elles sont caractérisées par la prédominance d'un élément strumeux. la fièvre y est peu marquée.

Que faut-il penser de l'emploi des eaux minérales, dont l'usage aujourd'hui, grâce à la facilité des communications, est si répandu et tellement entré dans les mœurs et les habitudes que les frais d'un voyage à une station thermale sont inscrits comme dépense annuelle et obligatoire dans un grand nombre de budgets? Sans doute avec une eau minérale, quelle qu'elle soit, bitumineuse, sulfureuse, arsenicale, on ne saurait avoir la prétention de guérir de dissoudre le tubercule mais on peut modifier certains états généraux, certaines complications inflammatoires qui viennent s'ajouter au néoplasme constitutif du tubercule, et donnent à son évolution une activité beaucoup plus grande. Mais quand on vous demande l'etablissement qui conviendrait le mieux à un malade donne, il faut, avant de se prononcer etudier avec soin le temperament de celui-ci, la marche de son affection tous les cas sont en effet tres loin d'être justiciables du même traitement, ainsi telles formes de phthisie à marche rapide, a accidents hemoptoiques se trouveront mieux des eaux salines telles que Royat, le Mont-Dore, Ems, que des eaux sulfureuses, surtout si elles sont fortement chargees en principes soufres Ainsi, je vois en ce moment-ci un jeune homme atteint de phthisie a marche aigue avec fièvre, toux incessante, craquements humides tres abondants sous la clavicule droite, amaigrissement considerable, il a, d'apres mon conseil, passe l'hiver dernier aux eaux d'Amelie-les-bains, cet ete il est alle au Mont-Dore, puis en Suisse et une cure de lait a complete le traitement, il y a peu de temps il etait si ameliore que, passant le conseil de revision pour ses 28 jours, le medecin militaire ne voulait pas croire qu'il eut ete si malade Il est maintenant à Menton et toutes ses lettres temoignent sa satisfaction du bien-être qu il eprouve

Maintenant, quant aux moyens pharmaceutiques a mettre en usage, il n'existe pas de remèdes agissant directement sur le tubercule comme le mercure sur le neoplasme de nature syphilitique, tous les remèdes qui ont ete tentes et qui ont eu un resultat avantageux sont de l ordre des corroborants, tels sont l huile de foie de morue, qui n'est qu'un simple aliment, le phosphate de chaux qui, dans bon nombre de cas, rend de veritables services, il semble avoir pour effet d'amener la transformation calcaire du tubercule, mode de guerison que la nature emploie quelquefois

Mais est-ce a dire qu'il n'y a rien a faire au point de vue pharmaceutique contre la tuberculose? Si l'on ne peut rien contre le tubercule proprement dit, il est un certain nombre de symptômes qui aggravent l'affection et qu'on peut modifier Ainsi on est loin d'être desarmé contre la toux, contre les sueurs, contre la diarrhee, et même contre les mouvements febriles

1° Contre la toux les opiaces, sous leurs differentes formes, sont d'une utilité incontestable, je mets souvent en usage la préparation suivante

Masse de cynoglosse	50 centigr.
Tartre stibié	5 centigr.

En 20 pilules, à prendre une toutes les 4 heures. Cette préparation diminue la toux, et a une action sur la phlegmasie pulmonaire développée tout autour du tubercule. Si elle ne remplit pas le but qu'on se propose, on peut augmenter la dose de tartre stibié et la porter à 10 et même à 15 centigr. par jour. Je me trouve bien aussi contre la toux de la potion suivante

Eau de laitue	120 gr.
Acide prussique officinal	āā 4 gouttes
Laudanum de Rousseau	

A prendre en quatre doses par jour. Je prescris souvent aussi

Semences de phellandrie en poudre	2 gr. 50
Extrait thébaïque	12 centigr. 1/2

En 25 paquets, à prendre 3 par jour.

Les nombreux sirops que prépare la pharmacie sont souvent employés avec succès, il en est de même des fumigations faites de la manière suivante

Feuilles de datura et de belladone āā 2 gr. 50

pour un paquet, qu'on fait bouillir dans une cafetière dont on aspire la vapeur soit à l'aide d'un entonnoir, soit à l'aide d'un mouchoir avec lequel on a soin de se préserver les yeux.

2° Si la sueur est un symptôme dominant, comme elle affaiblit le malade avec rapidité et le dispose au refroidissement, voici les moyens que l'expérience a démontré être les plus utiles.

Prendre le soir en se couchant, dans un peu d'eau, 30 centigrammes de poudre de Dower, cette poudre a pour effet en même temps de calmer la toux et de diminuer l'abondance des sueurs. Si elle est insuffisante, on pourra recourir à des pilules composées d'acétate de plomb et d'opium, en augmentant graduellement la dose du plomb. Ce remède agit aussi contre la diarrhée. On emploie aussi les pilules de sulfate d'atropine, de tannin, de quinine. Il est rare que l'un ou l'autre ne vienne pas à bout de supprimer ou tout au moins de modifier les sueurs ; comme celles-ci constituent un symptôme très fatigant, le malade se prend à espérer en voyant les heureux résultats de la médication.

3° Quand la diarrhée domine, on met en usage avec succès le cachou associé à l'opium, le bismuth à dose élevée, soit sous forme pulvérulente soit sous forme de potion gommeuse. On peut aussi avoir recours aux lavements amidonnés, additionnés de 4 gr. de diascordium.

Pour tonifier l'organisme, combattre la fièvre, relever les forces digestives, on emploiera l'arsenic pris au début des repas, à doses progressivement croissantes. Si la digestion est laborieuse, la pepsine, soit seule, soit unie à la noix vomique, donne de bons résultats. Enfin, dans le but de combattre l'inflammation péri-tuberculeuse on aura recours à une médication révulsive énergique ; on appliquera sous la clavicule soit un cautère à la pâte de Vienne, soit des pointes de feu ; j'ai vu récemment un exemple remarquable des excellents effets de ce procédé thérapeutique.

Tels sont, rapidement indiqués, les principaux remèdes à mettre en usage contre la tuberculisation pulmonaire ; le clinicien devra sur toute chose ne pas se décourager par des insuccès réitérés, et, en sachant employer avec tact et discernement la médication que nous avons indiquée, il peut être sûr d'arriver plus d'une fois, sinon à une guérison complète, du moins à une amélioration marquée dans l'état du malade confié à ses soins ; ce résultat, quelque modeste qu'il puisse paraître, sera une juste récompense de ses efforts et de sa persévérance.

d'autant, en augmentant graduellement la dose du [illegible] Ce remède agit très bien contre le rhumatisme. On emploie aussi les pilules de sulfate d'atropine de [illegible] que [illegible] que l'un ou l'autre de [illegible] sont de [illegible], on tient au moins la [illegible] celles-ci diminuent, la symptôme [illegible] le malade se peut espérer en voyant [illegible] de la médication.

3° Quand la diathèse [illegible] encore le cachet [illegible] l'agent, le [illegible] à dose élevée, soit seul [illegible] nous [illegible] doses [illegible] alternent doses [illegible]

Pour combattre [illegible] essayer, on emploiera [illegible] des [illegible] à doses progressivement [illegible] la [illegible] [illegible] la [illegible] on donne de bons résultats. Enfin, quand [illegible] [illegible] m [illegible] la cl [illegible] des [illegible] [illegible] thérapeutique.

Tels sont [illegible] tout [illegible] devra [illegible] ment la médication que nous [illegible] indiquée [illegible] dans [illegible] une [illegible] com- [illegible] moins [illegible] dans l'état [illegible] quelque [illegible] [illegible] naturelle, et [illegible] de ses [illegible] et [illegible] existence.

www.ingramcontent.com/pod-product-compliance
Lightning Source LLC
Chambersburg PA
CBHW060529200326
41520CB00017B/5181

* 9 7 8 2 0 1 9 6 0 0 0 0 6 *